全 国 中 等 卫 生 学 校 教 材

供护理、助产、药剂、医学影像诊断专业用

免疫学基础及病原生物学实验指导及报告

解保康　张冠玉
甘晓玲　冷　弘　编

四川科学技术出版社
·成都·

图书在版编目(CIP)数据

免疫学基础及病原生物学实验指导及报告/解保康等编. —2版. —成都:四川科学技术出版社,1997.6(2015.12重印)

ISBN 978—7—5364—2694—8

Ⅰ.免… Ⅱ.解… Ⅲ.①免疫学—实验报告—专业学校—教材②病原微生物—实验报告—专业学校—教材 Ⅳ.①R392—33②R37—33

中国版本图书馆CIP数据核字(2006)第007325号

全国中等卫生学校教材

供护理、助产、药剂、医学影像诊断专业用

免疫学基础及病原生物学

实验指导及报告

MIANYIXUE JICHU JI BINGYUAN SHENGWUXUE SHIYAN ZHIDAO JI BAOGAO

出 品 人 钱丹凝

编　　者 解保康 张冠玉 甘晓玲 冷 弘

责任编辑 李迎军

版面设计 杨璐璐

责任校对 冯建平 杨晓黎 郑 尧

责任出版 欧晓春

出版发行 四川科学技术出版社

成都市槐树街2号 邮政编码610031

官方微博:http://e.weibo.com/sckjcbs

官方微信公众号:sckjcbs

传真:028—87734039

成品尺寸 185mm×260mm

印张2 字数50千

印　　刷 四川机投印务有限公司

版　　次 1994年5月成都第一版

1997年6月成都第二版

印　　次 2015年12月成都第十八次印刷

定　　价 5.00元

ISBN 978—7—5364—2694—8

目　　录

怎样使用实验报告本

实验课是本课程的重要组成部分。通过实验课可验证理论、学会基本操作，通过微生物学实验还可学会无菌操作方法。通过观察实验结果、填写实验报告，可培养学生实事求是的科学态度，分析、解决问题，以及文字叙述的能力。

使用时应注意下面几个问题：

一、在做实验前要根据该实验的内容及目的要求，预习教材中有关内容，做到目的明确，心中有数。

二、认真地按实验指导的操作步骤及方法进行实验。

三、认真地观察实验结果，并实事求是地填写实验报告。报告要语句通顺、简单明了、字迹清楚。

四、对实验结果要结合理论进行分析。若实验结果不正确要尽量独立思考，找出原因。

五、每次实验后都有分析与思考题，是提示同学怎样通过实验联系理论知识去分析和思考问题。

六、根据专业及教学时间不同，实验内容可进行选择。

实 验 室 规 则

本课程的实验对象大多是病原生物尤其医学微生物学实验，操作对象又多是致病性微生物，因此，必须严格遵守实验室规则，按正规的要求进行操作。应十分注意避免发生实验室内感染。现将实验室一般规则介绍如下：

一、进实验室应穿工作服，必要时还需戴口罩、帽子，离室时脱下放在指定的地方。工作服要经常洗干净。

二、实验室内应保持安静，不得高声谈笑，以利集中精力完成实验操作。不准在实验室内吸烟、吃东西、舐手指或铅笔等物，以免感染。

三、实验操作时，若不慎将传染标本、菌液等污染桌面、地面、手或衣物时，应立即报告老师消毒处理，不得擅自处理。

四、室内应经常保持整洁。实验完毕，凡是要丢弃或需清洗的污染物品，应放在指定的容器内，及时消毒后再清洗。桌面用消毒液擦干净，用具放回原处。

五、离开实验室前，应用消毒液或肥皂洗手，并检查水、电、门窗是否关好。

实验一　免疫学实验(一)

〔实验内容及要求〕

(一)介绍实验室规则及常用仪器。

(二)观察免疫器官大体标本。

(三)观察白细胞吞噬、E 花环试验、淋巴细胞转化试验结果标本片。

〔步骤及方法〕

(一)介绍并讲解实验室规则,参观并讲解实验室常用仪器的使用及注意事项。

(二)观察免疫器官

观察骨髓、胸腺、鸡腔上囊、淋巴结、脾脏标本。

(三)观察免疫细胞

观察白细胞吞噬现象、E 花环试验、淋巴细胞转化试验标本片。

〔实验记录〕

(一)微生物学实验最突出的特点是操作对象大多为________________,故要十分注意______________。

(二)微生物学及寄生虫学实验室内常备仪器有______________、______________、______________、______________。

(三)骨髓的功能有①____________;②____________;故是______________器官。

(四)胸腺的功能是______________,是__________器官。

(五)画图

将白细胞吞噬现象、E 花环、淋巴母细胞的形态绘图。

白细胞吞噬现象

E 花环

淋巴母细胞

〔分析与思考〕

(一)什么细胞能形成E花环？为什么？

(二)中枢免疫器官有哪些？其功能如何？

(三)周围免疫器官有哪些？其功能如何？

实验二 免疫学实验(二)

〔实验内容及要求〕

(一)进行玻片凝集反应的操作。

(二)胶乳凝集抑制试验(护理专业操作,其他专业示教)。

(三)试管凝集反应(示教或操作)。

(四)动物过敏性休克(示教、看幻灯或录像)。

(五)免疫防治常用的生物制品(示教)。

〔步骤及方法〕

(一)玻片凝集反应

1. 取玻片一张,在左侧加生理盐水1滴,中间及右侧各加1:10稀释的伤寒免疫血清各1滴。

2. 用接种环取伤寒杆菌培养物少许,分别与盐水及中间伤寒免疫血清混匀。同时取大肠杆菌培养物在右侧伤寒免疫血清中混匀。

3. 前后旋转摇动玻片,经1min～2min,观察结果,出现凝集者为阳性反应。

(二)试管凝集反应

1. 材料　伤寒诊断血清、伤寒菌液(10亿个菌/ml)、生理盐水、刻度吸管、试管等。

2. 方法及结果(如下表)

试　管	1	2	3	4	5	6	7
生理盐水(ml)	0.9	0.5	0.5	0.5	0.5	0.5	0.5
伤寒诊断血清(ml)	0.1→	0.5→	0.5→	0.5→	0.5→	0.5→	弃去0.5
血清稀释倍数	1:10	1:20	1:40	1:80	1:160	1:320	对照
菌液(ml)	0.5	0.5	0.5	0.5	0.5	0.5	0.5
血清最终稀释倍数	1:20	1:40	1:80	1:160	1:320	1:640	对照
56℃4小时或4℃冰箱过夜,次日观察							
结　果							
效　价							

注:凝集程度的判定以“+”表示如下:

++++　细菌完全凝集,上层液体清晰透明。　　+　细菌仅少量凝集,上层液体浑浊。

+++　细菌极大部分凝集,上层液体基本清晰。　　±　细菌无明显凝集,上层液体相当浑浊。

++　细菌凝集明显,上层液体微浑浊。　　－　细菌不凝集,上层液体浑浊与对照管相同。

凝集效价的判定:出现“++”的血清最高稀释倍数,为该血清的凝集效价。

(三)胶乳间接凝集抑制试验

1. 材料　孕妇尿、非孕妇尿、绒毛膜促性腺激素(HCG)致敏的胶乳抗原、抗 HCG 血清、载玻片等。

2. 方法(如图)

(1)左侧加被检尿 1 滴于载玻片上,再加抗 HCG 血清 1 滴摇匀 2min～3min。

(2)加 HCG 致敏胶乳 1 滴于上液中,摇动混匀,2min～3min 后,观察判定。

(3)右侧加非孕妇尿,方法同上。

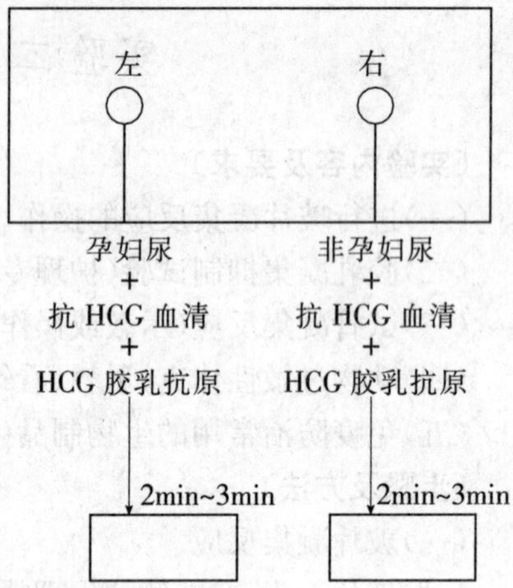

呈均匀的乳浊状者为阳性;出现明显的凝集颗粒者为阴性。孕妇尿中的 HCG 含量显著增高,HCG 与抗 HCG 结合,使加入的 HCG 胶乳不能与抗 HCG 结合,致敏胶乳不出现凝集(即凝集被抑制),故液滴呈均匀乳浊状,因此孕妇尿为阳性反应。非孕妇尿,因尿中 HCG 很少,不足以抑制抗 HCG 与 HCG 胶乳发生凝集,故出现胶乳颗粒的凝集,为阴性反应。

(四)豚鼠过敏反应

1. 致敏注射　取体重为 250g 左右的健康豚鼠两只,各皮下注射 1∶2稀释的马血清(或 1∶2的鸡蛋清)0.1ml 致敏。

2. 发敏注射　经 2 周～3 周后,取一只豚鼠由心脏或耳静脉注入 1∶2的马血清(或 1∶2鸡蛋清)1ml,很快发现豚鼠不安、竖毛、搔鼻,继而抽搐、呼吸困难、大小便失禁,最后因豚鼠支气管平滑肌痉挛而导致窒息死亡。立即解剖,可见心脏仍在跳动,但有明显的肺气肿。

3. 对照注射　将另一只豚鼠,由心脏或耳静脉注入与致敏注射时不同的变应原(例如致敏注射用马血清则对照注射可用鸡蛋清,致敏注射用鸡蛋清则对照注射可用马血清),则不会发生过敏反应。

(五)免疫防治常用的生物制品示教

人工自动免疫生物制品、人工被动免疫生物制品、免疫增强剂、免疫抑制剂、诊断用生物制品。

〔实验记录〕

(一)玻片凝集反应

用已知__________诊断血清与未知细菌作玻片凝集反应,结果出现__________现象,说明该菌为__________菌。

(二)妊娠胶乳凝集抑制试验

于已知__________中滴加被检尿液,再滴加已知__________后出现__________现象为妊娠试验阳性。

(三)试管凝集反应

用已知__________查血清中未知__________以出现______________________为凝集

效价，实验结果效价为__________。

（四）动物过敏反应

用__________致敏豚鼠，经__________天后再注射__________，结果于__________分钟后豚鼠出现____等过敏症状，此属于第__________型超敏反应。

（五）记录实验展出的生物制品

1. 人工自动免疫生物制品有：

2. 人工被动免疫的生物制品有：

3. 诊断用的生物制品有：

4. 免疫增强剂有：

5. 免疫抑制剂有：

〔分析与思考〕

（一）说出血清学反应的原理及应用原则。

（二）解释动物过敏试验的结果。

实验三　细菌的形态检查（一）

〔实验内容及要求〕

（一）认识细菌的基本形态及特殊构造。

（二）观察细菌的动力，并能判断结果。

〔步骤及方法〕

（一）细菌的基本形态及特殊构造观察（示教）

1. 基本形态的观察

(1)球菌标本片：葡萄球菌、链球菌、脑膜炎球菌或淋球菌。

(2)杆菌标本片：痢疾杆菌或大肠杆菌、肺炎杆菌、结核杆菌、炭疽或枯草杆菌。

(3)弧菌标本片：霍乱弧菌。

2. 特殊构造的观察

(1)荚膜标本片：肺炎球菌或肺炎杆菌。

(2)芽孢标本片：破伤风杆菌、枯草杆菌。

(3)鞭毛标本片：变形杆菌或伤寒杆菌。

（二）细菌动力的观察（示教）

将枯草杆菌、葡萄球菌经 12h 培养的菌液，用压滴法制成标本片，放在高倍镜下观察细菌运动情况。

〔实验记录〕

(一)细菌的基本形态及特殊构造绘图

1. 细菌的基本形态

葡萄球菌

链球菌

脑膜炎球菌

大肠杆菌

肺炎杆菌

枯草杆菌

结核杆菌

霍乱弧菌

2. 细菌的特殊构造

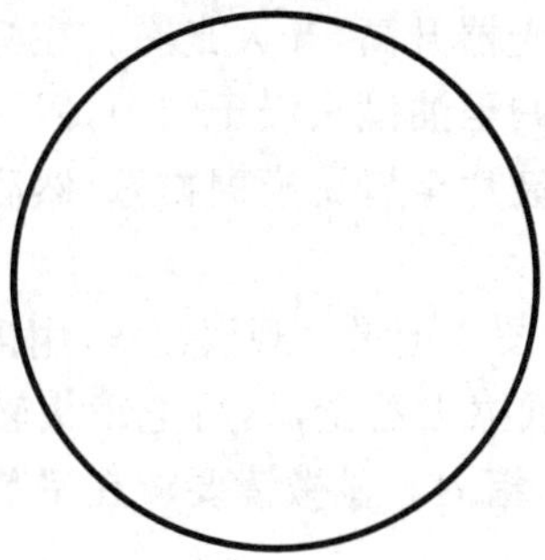

芽孢

菌名：________

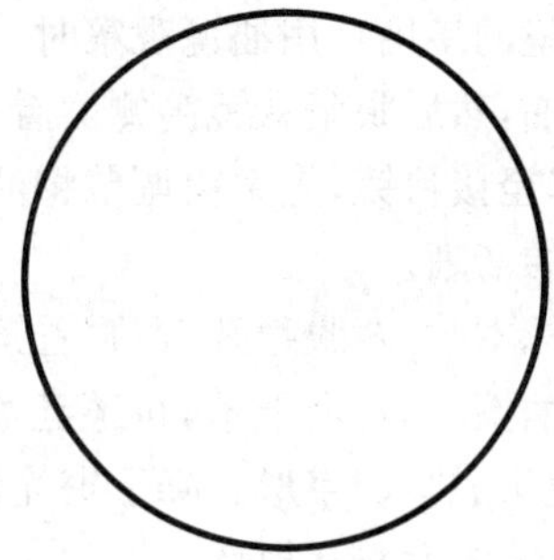

荚膜

菌名：________

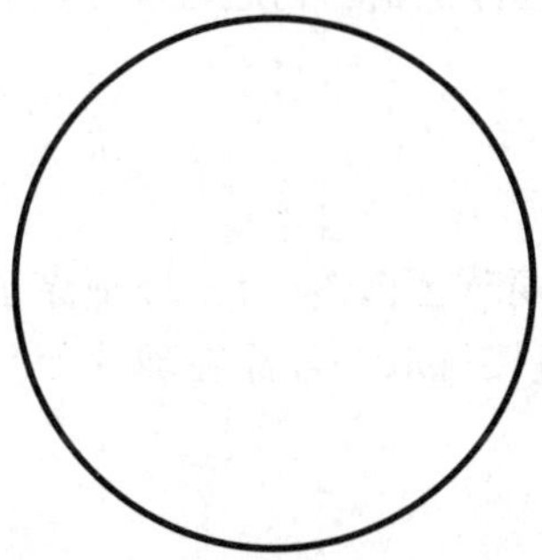

鞭毛

菌名：________

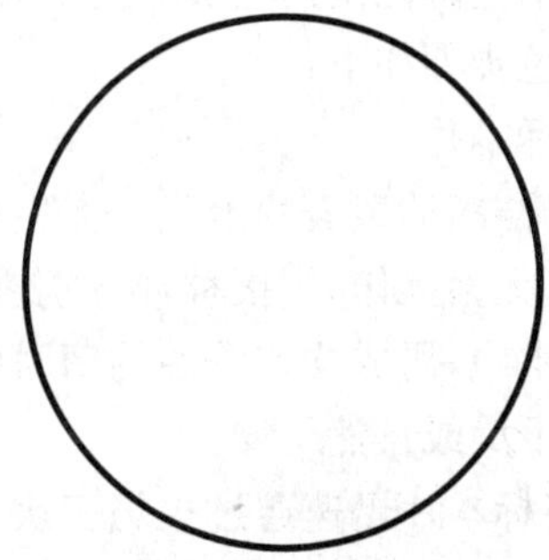

异染颗粒

菌名：________

(二)记录细菌动力观察结果

1. 葡萄球菌的运动特点是__________，说明此菌__________鞭毛。动力试验__________性。

2. 枯草杆菌的运动特点是__________，说明此菌__________鞭毛。动力试验__________性。

〔分析与思考〕

细菌的形态检查有何实际意义？

实验四　细菌的形态检查(二)

〔实验内容及要求〕

(一)学会显微镜油镜的使用及保护。

(二)学会革兰染色法的操作观察及结果判断。

〔步骤及方法〕

(一)油镜的使用和保护

1. 采光　先将低倍镜对准中央聚光器，以天然光为光源时用反光镜的平面，以灯光为光源时用反光镜的凹面。

2. 对光　将标本玻片放于载物台上，用弹簧夹住玻片，用移动器将标本移至接物镜下，先用低倍镜对好光，调节聚光器和光圈至适宜光度，转换高倍镜或油镜观察。

3.油镜的使用　用油镜观察时，光线宜强，可将聚光器升高，开大光圈。在标本上滴一滴香柏油，然后眼睛从镜筒侧面看着，慢慢地将镜筒调至油镜头浸于油中，但勿接触玻片，眼睛移至接目镜，先用粗调节将油镜头缓慢的调离玻片至看见模糊物像，然后用细调节调至物像清晰。

观察标本时，两眼睁开，左眼看镜筒，右眼可配合绘图或记录。观察完毕，用擦镜纸将油镜头的油擦净，若油干了，可蘸乙醚擦拭，再用擦镜纸擦去乙醚，然后把镜头转离聚光器，使物镜头成“八”字形。降下聚光器，罩上镜套，放入箱内。显微镜要放在平稳干燥的地方，以免镜头发霉和损坏。

（二）革兰染色法　革兰染色法是最常用的染色方法，通过此法染色，把细菌分为革兰阴性菌和革兰阳性菌两大类。对于鉴别细菌和临床上选择抗菌药物进行治疗均有重要意义。其染色步骤如下：

1.制标本片

(1)于洁净的载玻片上滴一点生理盐水(不宜过多)。

(2)以无菌操作，用接种环分别挑取大肠杆菌和葡萄球菌菌落少许，分别涂于两张载玻片的盐水中，研成均匀浑浊的菌膜(如系液体标本，直接挑取一环涂在玻片上)，玻片于火焰高处干燥或自然干燥。

(3)将标本片迅速通过火焰三次，予以固定。

2.染色　将制好的标本片按下列步骤进行染色。

(1)滴加结晶紫染液初染 1min，水洗。

(2)滴加卢戈氏碘液媒染 1min，水洗。

(3)滴加 95%酒精脱色，摇动玻片 0.5min～1min 至无紫色褪下，水洗。

(4)滴加稀释复红染液复染 0.5min～1min，水洗，待干后镜检。

〔记录结果〕

(一)记录进行革兰染色时所用的材料

(二)记录革兰染色结果

1.大肠杆菌的染色性为__________性，被染呈__________色。

2.葡萄球菌的染色性为__________性，被染呈__________色。

〔分析与思考〕

(一) 为什么油镜观察物像清晰？如何识别油镜头？

(二) 革兰染色法最关键的是哪一步骤？为什么？

实验五　细菌的培养与代谢产物的检查

〔实验内容及要求〕

(一)了解培养基的制备过程及常用培养基的种类(示教)。

(二)学会细菌的接种方法及无菌操作法(操作)。

(三)观察细菌在各种培养基中生长现象及常用生化反应试验结果(示教)。

〔步骤及方法〕

(一)培养基的制备过程及常用培养基的种类

1. 一般培养基的制备过程　准确称量培养基各成分→混合溶解→测定及矫正 pH→分装、包装→灭菌→检定→保存。

2. 常用培养基的种类　根据不同细菌的营养要求及实验目的制成的培养基种类很多,按培养基的作用可分为:

(1)基础培养基:含有细菌需要的最基本营养成分,如普通肉汤培养基、半固体培养基、普通琼脂培养基(固体)。

(2)营养培养基:供培养营养要求较高的细菌用,如血琼脂培养基(在普通琼脂培养基中加入 5%～10%脱纤维动物血),血清肉汤培养基(在普通肉汤培养基中加入血清)。

另外,还有选择培养基,可选择性抑制非病原菌的生长,有利于分离病原菌,如中国蓝琼脂培养基、SS 琼脂培养基。鉴别培养基是供细菌生化反应试验用的,以鉴定细菌,如糖发酵管、含铁双糖培养基。厌氧培养基用以培养厌氧菌,如庖肉培养基。

(二)细菌的接种法

1. 平板划线接种法　标本中含有两种以上的细菌时,用平板划线接种法,可将细菌分离,获得纯菌。方法是:

(1)右手以持笔式握接种环,在火焰上灭菌后,挑取葡萄球菌和大肠杆菌混合菌液一环。

(2)左手持琼脂平板,以左手拇指和食指将平板盖启开,右手将取了菌液的接种环伸入平板,与平板培养基成 45°角,划线后盖好平板。

(3)于平板底部贴上标签(写明班级、组名、菌名、日期),放入 37℃温箱中培养 24h 后,观察结果。

2. 半固体培养基接种法

(1)右手持接种针,火焰灭菌后,在琼脂平板上挑取单个大肠杆菌或痢疾杆菌菌落少许。

(2)左手持半固体培养基试管,右手小指和无名指拔取试管棉塞,夹于指间(勿乱放),试管口通过火焰灭菌,将挑有细菌的接种针伸入试管内,刺入半固体培养基至管底,沿穿刺线退出接种针,灭菌管口及接种针,塞棉塞。

(3)管口贴上标签,放置 37℃温箱培养 24h 后,观察结果。

3. 液体培养基接种法　按照“2”法,用接种针或环挑取葡萄球菌或枯草杆菌或链球菌菌落少许,并拔开左手的肉汤管棉塞,将细菌接种于液体培养基内。塞好棉塞,贴上标签,放置 37℃温箱中培养 24h 后,观察结果。

（三）细菌在培养基中生长情况及代谢产物的检查试验

1. 细菌的生长情况

（1）细菌在液体培养基（肉汤）中生长情况：将葡萄球菌、链球菌、枯草杆菌种入肉汤管培养基中，37℃温箱中培养 24h 观察生长现象。

（2）细菌在琼脂平板上生长情况

普通琼脂平板：葡萄球菌、枯草杆菌、铜绿假单胞菌的菌落形态、色素。

血琼脂平板：金黄色葡萄球菌、乙型溶血性链球菌的菌落形态、溶血情况。

（3）细菌在半固体培养基中生长情况（动力试验）：将大肠杆菌和痢疾杆菌分别用接种针穿刺接种于半固体培养基中，置 37℃培养 24h 后，观察结果。

2. 细菌代谢产物的检查试验

（1）糖发酵试验：将大肠杆菌、伤寒杆菌种入葡萄糖、乳糖发酵管中，放 37℃温箱，培养 24h 观察结果。若发酵管溴甲酚紫指示剂由紫色变为黄色，并且发酵管里的倒立小导管中有气体，说明此菌分解糖产酸产气，以“⊕”表示；若指示剂变为黄色，导管中无气体，说明分解糖只产酸不产气，以“＋”表示；若培养基颜色不变，说明此菌不分解这种糖，以“—”表示。

（2）靛基质试验：将细菌接种于蛋白胨水培养基中，37℃ 24h 培养后，若细菌能分解培养基中的色氨酸产生靛基质，靛基质与加入的对二甲基氨基苯甲醛试剂在培养基表面出现红色环，即为阳性反应，以“＋”表示，无色或显黄色为阴性反应，以“—”表示。

（3）硫化氢试验：某些细菌能分解培养基中的含硫氨基酸，产生硫化氢。硫化氢与培养基中的铁盐或铅盐反应，形成黑色的硫化铁或硫化铅沉淀，即为阳性，以“＋”表示，无黑色沉淀为阴性，以“—”表示。

〔实验记录〕

（一）记录普通肉膏汤培养基的成分及制备过程

1. 成分：　　　　　　量：

2. 制备过程：

（二）记录示教培养基名称并指出各属哪类培养基

(三)将细菌接种培养结果记录于下表

培养基名称	细　菌　名　称	培养条件及时间	培　养　结　果

(四)记录细菌在各种培养基中生长现象

1.细菌在琼脂平板上可观察到菌落的__________、__________、__________、__________、__________、__________、__________等。不同的细菌有不同的菌落形态,故可用以鉴别细菌。

2.细菌在液体培养基(肉膏汤)中生长现象

葡萄球菌呈__________________生长。

链球菌呈__________________生长。

枯草杆菌呈__________________生长。

3.细菌在半固体培养基中生长现象

痢疾杆菌在半固体培养基中生长特点是__________________________,动力试验______性,说明该菌______鞭毛。

大肠杆菌在半固体培养基中生长特点是__________________________,动力试验______性,说明该菌______鞭毛。

(五)记录细菌生化反应试验结果

细　菌　名　称	糖　发　酵　试　验		靛基质试验	硫化氢试验
	葡　萄　糖	乳　糖		
大肠杆菌				
伤寒杆菌				

注:"+"示产酸不产气或阳性;
"⊕"示产酸产气;
"—"示阴性。

〔分析与思考〕

(一)基础培养基的各种成分有什么作用?

(二)细菌接种方法的操作练习对你所学专业有什么实际意义?

(三)细菌在培养基中生长现象的观察对你所学专业有什么意义?

实验六　微生物的分布与消毒灭菌

〔实验内容及要求〕

(一)通过环境及人体微生物的检查,验证微生物在自然界及人体的分布,建立无菌观念。

(二)认识常用的物理和化学消毒灭菌法的杀菌效果。

(三)观察药物敏感试验的结果并了解其临床意义。

注:药剂专业学会药敏试验纸片法的操作、结果分析及临床意义。

(四)药剂专业学会无菌制剂无菌试验的操作方法、结果观察及报告方式。

〔步骤及方法〕

(一)微生物的分布检查试验

1. 空气及咽喉部微生物的检查

(1)空气微生物的检查:取普通琼脂平板一个,将盖打开,暴露于空气中5min或10min,然后盖上盖,于平板底面贴上标签,置37C温箱培养24h,观察结果。

(2)咽喉部微生物的检查:每人取无菌棉拭子一支,每两位同学互相于咽喉部涂抹采集标本,将棉拭子标本以无菌操作涂于血平板一边缘,再用灭菌接种环将涂了标本的地方划线分离。贴上标签,置37℃温箱培养24h,观察结果。或取血平板一个,操作者将平板打开,于离口10cm处,用力咳嗽数次,将盖盖好,置37℃温箱培养24h,观察结果。

(3)河水或井水中微生物的检查:取无菌瓶采河水或井水,用无菌吸管吸取1ml水样放入无菌平皿内,将已溶化且冷至60℃左右的营养琼脂培养基,倾入平皿内约10ml,轻摇平皿使水与琼脂混匀,盖上平皿,放37℃温箱培养24h,观察结果并计菌落数。

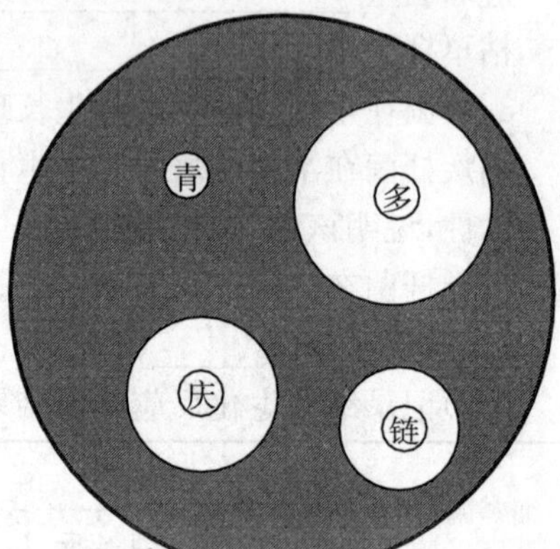

药物敏感试验(纸片法)

(二)消毒灭菌

1. 皮肤消毒试验　每两位同学取一个普通琼脂平板,用蜡笔在平板底部划分为五格,注上1、2、3、4、5,两人用手指在培养基上各涂一格,然后用2.5%碘酒消毒手指再各涂一格,留一格作对照,盖好平板,置37℃温箱中培养24h,观察结果。

2. 煮沸消毒试验　取4支肉汤管培养基,编号为1、2、3、4号。1、2号管接种大肠杆菌,3号管接种枯草杆菌,4号管不接种细菌作对照,将1、3号管放水浴锅中煮沸5min～10min,然后将4支肉汤管置37C温箱中培养24h,观察结果。

3. 紫外线杀菌试验　取一个普通琼脂平板,用接种环密集划线接种葡萄球菌,用无菌镊夹一张长方形黑纸贴于平板中央,将平板置于紫外线灯下20cm～30cm处照射30min,除去黑纸(丢于消毒液中或烧掉,勿乱丢),放37℃温箱中培养24h,观察结果。

4. 常用消毒灭菌器及滤菌器介绍　①高压蒸汽灭菌器;②煮沸消毒器;③干烤箱;④细菌过滤器。

(三)药物敏感试验(纸片法)

1. 用光头棉签蘸取大肠杆菌或葡萄球菌培养6h的菌液,密集地涂布于普通琼脂平板培养基上。

2. 用平头镊经火焰灭菌,待冷后夹取各种抗生素纸片分别贴于涂有细菌的平板培养基表面(若抗生素纸片未印字,需于平板底面注上抗生素名称),置37℃温箱培养24h后,观察结果。

3. 观察结果　若大肠杆菌或葡萄球菌对某种抗生素敏感，则在该抗生素纸片周围有一圈无细菌生长的区域，称抑菌圈。测量抑菌圈直径的大小，查表即可得出细菌对该药物的敏感度。

纸片扩散法药敏试验结果读取表

抗菌药物		抑菌圈直径(mm)		
		耐药	中度敏感	敏感
青霉素G	葡萄球菌	≤20	21～28	≥29
	其他细菌	≤11	12～21	≥22
链霉素		≤11	12～14	≥15
磺胺		≤12	13～16	≥17
庆大霉素		≤12	13～14	≥15
红霉素		≤13	14～17	≥18
卡那霉索		≤13	14～17	≥18

〔实验记录〕

(一)记录微生物的分布检查结果

标本	检查结果(有无微生物生长或菌落数)
空气	
咽喉拭子	
河水或井水	

(二)记录消毒灭菌试验结果

1. 皮肤消毒试验

	37℃24h培养 细菌生长情况	结果解释
消毒前手指皮肤		
消毒后手指皮肤		
对照(不接种)		

2. 煮沸消毒试验

试管号	接种菌名	水浴煮沸 5min	37℃ 24h 培养 细菌生长情况	结果解释
1	大肠杆菌	煮沸		
2	大肠杆菌	不加热		
3	枯草杆菌	煮沸		
4	对照(不种菌)	不加热		

3. 紫外线杀菌试验

试验结果:平板上用黑纸遮盖部分______菌生长,未遮盖部分______菌生长。这说明紫外线具有__________作用,但__________力弱。

(三)药物敏感试验(纸片扩散法)

抗生素	大肠杆菌		金黄色葡萄球菌	
	抑菌圈直径(mm)	敏感度	抑菌圈直径(mm)	敏感度
青霉素G				
链霉素				
庆大霉素				
磺胺				

〔附〕 药剂的微生物学检查(药剂专业)

一、药品微生物学检查的注意事项

1. 药品检查前应保持原有的包装状态,防止再污染。应随机采集样品。采来的样品取可疑的部分检测。凡肉眼能看出的变质现象如:发霉、浑浊、沉淀、色素、异味、生虫等,该检品即为不合格,不需检测。

2. 含有抑菌成分或加入防腐剂的药品在检测前需进行预处理。一般采用稀释法处理后再取样进行检测。检品稀释后需在 1h～2h 内做完,以防止药品内的微生物繁殖或死亡,影响检测结果。

3. 整个检测过程中必须严格地按无菌操作规程进行,防止操作过程中微生物的再污染而影响检验结果。

二、药品制剂的检测项目

1. 口服药物的检测项目　细菌总数、霉菌总数、大肠杆菌和活螨检测。

2. 外用药的检测项目　铜绿假单胞菌、金黄色葡萄球菌和破伤风杆菌的检测。

3. 一般眼科制剂的检测项目　细菌总数、霉菌总数、铜绿假单胞菌和金黄色葡萄球菌。

4. 注射剂、输液等无菌制剂的检测　无菌检查，包括需氧菌、厌氧菌、真菌的培养。

三、注射剂的无菌检查试验(操作)

1. 材料　检品注射剂(不用抗生素)、硫乙醇酸钠培养基、真菌培养基、无菌吸管、75%酒精、棉签、酒精灯等。

2. 方法与步骤

(1)取待检样品，用75%酒精消毒表面，打开后以无菌操作法，用无菌吸管或无菌空针吸取样品，分别种于5支硫乙醇酸钠培养基(培养需氧菌2支、培养厌氧菌2支，1支作阳性对照)，2支真菌培养基，每支培养基种0.5ml检样。

(2)阳性对照：取上面加了检样的硫乙醇酸钠培养基1支，用无菌吸管吸取金黄色葡萄球菌菌液(含菌量为500个/ml～1 000个/ml)0.1ml加入培养基中，作阳性对照管。

(3)阴性对照：取不加检样的硫乙醇酸钠培养基管和真菌培养基管各1支，作阴性对照管。

(4)将接种了检样的硫乙醇酸钠培养基管(包括培养需氧菌、培养厌氧菌及对照管)置37℃培养5d。真菌培养基管(包括对照管)置22℃～25℃培养7d。

(5)观察结果

需氧菌生长现象：硫乙醇酸钠培养基底部澄清上层浑浊。

厌氧菌生长现象：硫乙醇酸钠培养基底部呈现浑浊或有灰白色颗粒沉淀，而上层澄清。

兼性厌氧菌生长现象：硫乙醇酸钠培养基全管呈现浑浊。

真菌生长现象：真菌培养基呈现浑浊或絮状菌团沉淀。

3. 在规定时间内逐日观察并记录有无微生物生长。如在规定的时间内均无微生物生长，可判定为无菌生长，即产品合乎卫生标准。

4. 将注射剂的无菌检查结果记录于下表。

编号：__________

品名：__________________ 规格：__________________ 批号：__________________

检验日期：__________________ 本批数量：__________________

检验 开始/完成 时间：____________ ____________________

培养基用量：____________________ 接种检样量：____________________

对照用菌：______________________________________

观察结果记录

天数 菌别	1	2	3	4	5	天数 菌别	1	2	3	4	5	天数 菌别	1	2	3	4	5	6	7
需氧菌						厌氧菌						真菌							

阳性对照：____________ 阴性对照：____________

结论：________________________

检验者：__________

药品检验报告单

检品编号 报告单编号

检品名称	规　　格
生产单位	生产批号
包　　装	供样单位
收检日期	代表数量
样品数量	检验依据
检验目的	报告日期

检查结果：________________________

结论：____________________________

检验者：____________ 审核者：____________

〔分析与思考〕

(一)你做了微生物分布的检查试验后，对建立无菌观念和如何进行无菌操作是否有了一定体会？

(二)药物敏感试验有什么临床意义？

实验七　病原性球菌、肠道杆菌

〔实验内容及要求〕

(一)病原性球菌和肠道杆菌形态的观察(示教)。熟悉其形态、排列和染色性特点，以及特殊结构。

(二)球菌和肠道杆菌培养物观察(示教)。认识其生长现象。

(三)血浆凝固酶试验结果观察(玻片法示教)。了解该试验的临床意义。

(四)抗“O”试验结果观察(示教)。了解实验的意义和用途。

(五)肥达氏试验结果观察(示教)。了解其操作方法，初步解释试验结果和原理，熟悉实验的意义和用途。

〔步骤及方法〕

(一)球菌和肠道杆菌形态的观察

1. 葡萄球菌、链球菌、肺炎球菌、脑膜炎球菌、淋球菌、大肠杆菌、伤寒杆菌标本片的观察。

用油镜观察上述细菌革兰染色标本片,观察形态、排列、染色性的比较,以及有无特殊结构。

2. 肺炎球菌荚膜、变形杆菌鞭毛的观察。

用油镜观察肺炎球菌荚膜染色、变形杆菌鞭毛染色标本片。观察荚膜的位置、鞭毛的形式。

(二)球菌和肠道杆菌培养物观察

1. 葡萄球菌、链球菌、肺炎球菌、大肠杆菌在血平板上的生长现象。

对比观察细菌菌落的形状、大小、色素和溶血环。

2. 脑膜炎球菌在巧克力平板上的生长现象。

3. 大肠杆菌、伤寒杆菌、痢疾杆菌和变形杆菌在SS或中国蓝平板上的生长现象。

观察细菌菌落的颜色变化。

4. 变形杆菌在血平板上的迁徙生长现象。

注意观察细菌接种线上的菌落有向线外扩散、融合、蔓延呈膜状的生长现象。

(三)血浆凝固酶试验结果观察(玻片法)

1. 取血浆(抗凝兔血浆或人血浆)与生理盐水各1滴,分别置于洁净的载玻片上。

2. 以接种环挑取金黄色葡萄球菌菌落,置于生理盐水内磨成均匀浓稠的悬液。

3. 将浓稠的葡萄球菌悬液与血浆充分混匀,出现颗粒状凝集物即为阳性。

(四)抗"O"试验结果观察(胶乳法)

1. 被检血清用生理盐水1:50稀释后于56℃ 30min灭活。

2. 于方格涂黑玻璃上滴加被查血清和溶血素"O"各1滴,摇动2min~3min,使之混匀。

3. 滴加溶血素"O"致敏的胶乳1滴,轻轻摇动8min。出现凝集者为阳性。

(五)肥达氏反应结果观察(示教)

1. 血清稀释

(1)取干燥洁净的12mm×100mm试管24支,置试管架上,排成4排,每排6支,用蜡笔作好标记。

(2)用5ml吸管吸取生理盐水3.8ml,装入大试管或小瓶中,再用1ml吸管吸取待检血清0.2ml,放入大试管或小瓶,混匀后即成1:20的稀释血清。吸取此血清2ml分别加入每排第一管,每管0.5ml。

(3)再向大试管或小瓶中加入生理盐水2ml,混匀后即成1:40稀释的血清,吸取此血清2ml分别加入每排第二管,每管0.5ml。如此继续操作直至各排第五管,此时每排第一管至五管中血清的稀释度依次为1:20、1:40、1:80、1:160和1:320。

(4)向每排第六管中加入生理盐水各0.5ml(不加血清)作对照。

2. 加入菌液

(1)向每排各管分别加入 10 亿个/ml 的菌液 0.5ml，其中第一排各管加伤寒“H”菌液；第二排各管加伤寒“O”菌液；第三排各管加甲型副伤寒菌液；第三排各管加乙型副伤寒菌液。加时应先从对照管加起。

(2)振荡混合均匀后，置 55℃水浴中 2h～4h 或置 37℃孵箱中 8h 后，观察结果。

3. 观察结果　病人血清中如含有抗伤寒杆菌或副伤寒杆菌的抗体，则与相应菌液(抗原)作用发生凝集反应。凝集的强度通常以不同数目的“＋”表示，不凝集则以“—”号表示。

凝集效价的判定：以能出现“＋＋”的凝集反应的待检血清最高稀释倍数作为该血清的效价。

〔实验记录〕

(一)绘出球菌和肠道菌的形态

菌名：__________　　菌名：__________　　菌名：__________

染色性：__________　　染色性：__________　　染色性：__________

菌名：__________　　菌名：__________　　菌名：__________

染色性：__________　　染色性：__________　　染色性：__________

(二)记录肥达氏反应的结果

伤寒“H”(TH)：

伤寒“O”(TO)：

甲型副伤寒(PA)：

乙型副伤寒(PB)：

〔分析与思考〕

(一)各球菌形态特点有何异同？肠道杆菌形态染色的共同点是什么？

(二)血浆凝固酶用于何菌的毒力检查？结果阳性或阴性，各有何意义？

(三)分析肥达氏反应结果，作出初步判断，并说出有何意义。

实验八　其他细菌

〔实验内容及要求〕

(一)观察霍乱弧菌、铜绿假单胞菌、炭疽杆菌、白喉杆菌、破伤风杆菌、产气荚膜杆菌的形态、染色性特征和特殊结构(示教)。

(二)观察铜绿假单胞菌、水弧菌、炭疽杆菌培养物的色素、动力和生长的特征(示教)。

(三)了解常用厌氧培养方法及厌氧菌培养物的观察(示教)。

(四)初步学会痰涂片抗酸染色操作及正确使用油镜观察，并能正确判断结果(药剂专业示教，其他专业操作)。

〔步骤及方法〕

(一)常见细菌的形态观察

1. 霍乱弧菌、铜绿假单胞菌、炭疽杆菌标本片观察。

用油镜观察上述细菌革兰染色标本片，霍乱弧菌、铜绿假单胞菌鞭毛染色示教片。观察其形态、排列、染色性特点、鞭毛的形式，芽孢的形状、位置。

2. 白喉杆菌形态的观察。

用油镜观察白喉杆菌异染颗粒染色(阿氏染色法)标本片，观察菌体中的异染颗粒，以及细菌的形态和排列特点。

3. 破伤风杆菌、产气荚膜杆菌形态观察。

用油镜观察破伤风杆菌、产气荚膜杆菌革兰染色或特殊染色示教片，观察细菌的形态、排列、染色性和特殊结构。

(二)常见细菌培养物的观察

1. 铜绿假单胞菌、弧菌肉汤培养物观察。

观察铜绿假单胞菌在肉汤培养物中产生色素的特点。取弧菌碱性肉汤培养物作压滴法或暗视野显微镜观察细菌的动力，注意其运动特点。

2. 铜绿假单胞菌、炭疽杆菌血平板培养物观察。

注意对比观察细菌菌落的形状、大小、表面、颜色、边缘、湿润度、溶血及特殊嗅味。

(三)厌氧培养方法及培养物的观察

教师介绍或操作示教常用的厌氧培养方法。观察破伤风杆菌、产气荚膜杆菌肉渣培养结果，注意肉渣培养基中肉渣颜色的改变、气体的有无和液体浑浊度情况。

(四)结核病人痰标本涂片作抗酸染色镜检

1. 用接种环小心挑取痰标本中干酪样小粒，在载玻片中央涂匀，做成 1.5cm×2.0cm 的涂膜，在空气中干燥后再在酒精灯火焰上固定(微加温)。

2. 滴加石炭酸复红染液将涂膜覆盖，在酒精灯火焰上加热至染液冒蒸汽(但不能烧沸)，维持 3min～4min 后，稍冷后水洗。

3. 用 3%的盐酸酒精脱色，直至红色基本褪净为止，水洗。

4. 用吕氏碱性美蓝液复染 1min，水洗，待干。

5. 置显微镜油镜下观察。

结果：抗酸性细菌染成红色，非抗酸性细菌染成蓝色。

直接涂片抗酸染色镜检找到抗酸杆菌可作初步诊断。

〔**实验记录**〕

(一)绘出各菌的形态图

菌名：霍乱弧菌 染色性：______

菌名：铜绿假单胞菌 染色性：______

菌名：炭疽杆菌 染色性：______

霍乱弧菌 鞭毛染色

铜绿假单胞菌 鞭毛染色

白喉杆菌 异染颗粒染色

破伤风杆菌 染色法：________

产气荚膜杆菌 染色法：________

（二）描述

1. 铜绿假单胞菌产生的色素特点：

2. 弧菌运动的特点：

（三）抗酸染色结果绘图

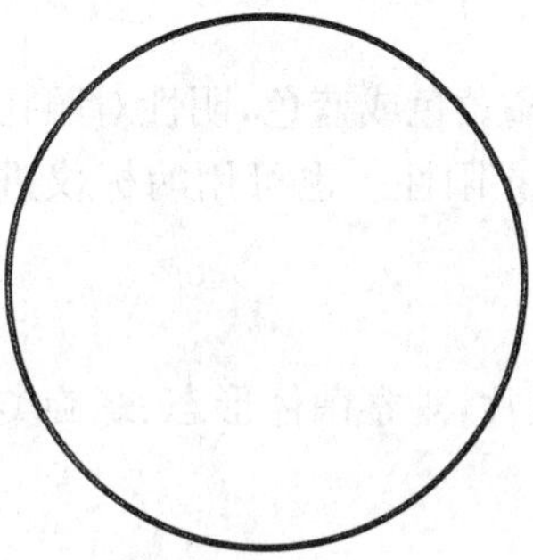

痰涂片

抗酸染色

〔分析与思考〕

（一）抗酸染色找到抗酸杆菌可确定为是结核杆菌感染吗？

（二）列表总结各种细菌形态、染色性、排列及特殊结构的特点。

实验九　病毒及其他微生物

〔实验内容及要求〕

（一）观察病毒包涵体的形态特点（示教）。

（二）观察乙型肝炎病毒酶联免疫吸附试验的结果，能正确判断结果，并解释其临床意义（示教）。

（三）观察钩端螺旋体、立克次体和真菌的形态及真菌培养物（示教）。

〔步骤及方法〕

（一）病毒包涵体的观察

用油镜观察狂犬病毒内基氏小体或麻疹病毒包涵体的形态、染色性和在细胞中的位置。

（二）乙型肝炎病毒 ELISA 试验结果观察

以 ELISA 夹心法测 HBsAg 为例进行操作示教，并展示试验结果，指导学生观察和分析。

1. 包被抗—HBs　按试剂盒要求，将包被缓冲液与包被用抗—HBs 配制成包被抗体溶液，将包被抗体溶液加注于塑料板凹孔中，每孔 0.2ml，加毕，将塑料板置于有盖湿盒中，置 4℃过夜。

2. 洗板　将塑料板取出，倒去或吸去凹孔中的溶液，并用洗涤液注满凹孔，随即吸去，再注满，放置3min后再吸去，如此清洗三次，最后吸去洗涤液。

3.加血清　将样品及对照血清分别加入到各凹孔内，每孔0.2ml，再放入湿盒内置40℃1h，然后按上述方法洗板三次。

4.加酶标抗体　按试剂盒使用说明要求，用稀释液稀释酶标抗体制成酶标抗体应用液，并注入凹孔中，每孔0.2ml，再放入湿盒内置40℃1h保温后，洗板三次。

5.加入底物　将新配制的底物溶液加入凹孔，每孔0.2ml，避光于室温下放置30min，加中止反应液，每孔0.05ml。

6.结果观察　在白色背景上用肉眼观察，阳性对照孔应呈橘黄色或蓝色，阴性对照孔应接近无色。待测孔溶液色泽深于阴性对照，即可判为HBsAg阳性。也可用酶标仪进行读数判断。

（三）螺旋体、立克次体形态观察

1.观察钩端螺旋体　用油镜观察钩端螺旋体镀银染色示教片，观察菌体形态、螺旋类形和钩端螺旋体两端的形状。

2.观察立克次体形态　用油镜观察其形态特征和染色性。

（四）真菌形态和培养物观察

1.真菌形态的观察

(1)皮肤丝状菌病理标本棉蓝染色观察：用低倍或高倍镜观察其菌丝的形状、孢子的形状、排列和位置。注意与划痕、气泡、纤维等区别。

(2)白色念珠菌革兰染色、新型隐球菌墨汁染色示教片观察：用油镜观察其形态、染色性和特殊结构(假菌丝、荚膜和芽生孢子)。

2.真菌培养物观察　霉菌培养物观察，注意丝状菌落的形状、颜色。酵母菌或白色念珠菌在沙保弱氏培养基上的生长情况观察，注意菌落特征，并与细菌菌落区别。

〔实验记录〕

（一）绘图

病毒包涵体　　螺旋体　　立克次体

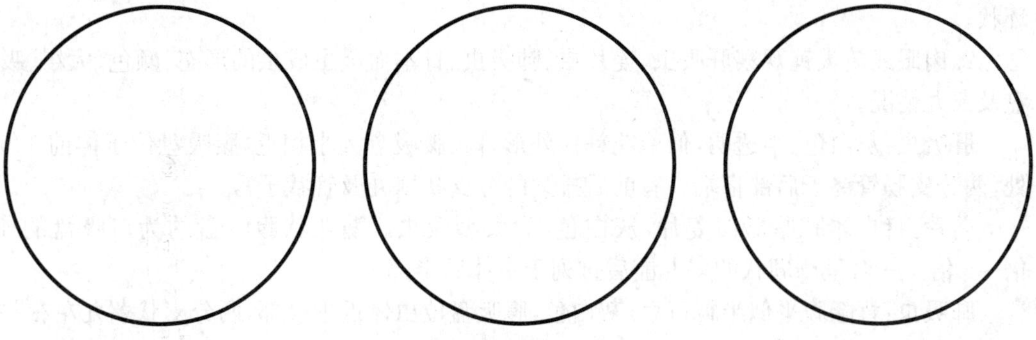

皮肤丝状菌　　　　白色念珠菌　　　　新型隐球菌

(二)ELISA夹心法测HBsAg试验结果记录

待测孔颜色：

结果HBsAg：

〔**分析与思考**〕

HBsAg阳性有何临床意义？

实验十　医学蠕虫

〔**实验内容及要求**〕

(一)蠕虫成虫及虫卵形态示教。辨认各种蠕虫成虫，画出各种虫卵的镜下形态。

(二)吸虫中间宿主、感染阶段标本示教。初步识别示教标本形态。

(三)粪便直接涂片法检查虫卵(操作)。能初步进行操作，并正确使用显微镜检出虫卵。

(四)粪便饱和盐水漂浮法查虫卵(操作或示教)。能初步进行操作检出虫卵。

〔**步骤及方法**〕

(一)蠕虫成虫及虫卵形态示教

1. 肉眼观察蛔虫、钩虫、丝虫、蛲虫、鞭虫成虫的形态、颜色、大小及雌、雄虫区别。

蛔虫：为大型成虫，长15cm～35cm，♀大于♂，圆柱形，乳白色或灰白色，体表光滑有细环纹，两侧侧线明显，雌虫尾端尖直，雄虫尾端向腹侧蜷曲。

钩虫：小型线虫，圆柱形，长约1cm，乳白色或灰白色，虫体前端有口囊。雌虫大于雄虫，雌虫尾部尖直，雄虫尾端膨大成伞状。十二指肠钩虫体态呈“C”形，美洲钩虫呈“S”形。

丝虫：乳白色，细长如丝，长20mm～100mm。

蛲虫：细小乳白色，似线头状，雌虫较大，后1/3长而尖细，雄虫较小，尾部向腹面蜷曲。

鞭虫：长30mm～50mm，形似马鞭，乳白色，雌虫尾端钝直，雄虫尾部向腹面蜷曲成螺环状。

2. 肉眼或放大镜观察肝吸虫、姜片虫、肺吸虫、日本血吸虫成虫的形态、颜色、大小、吸盘及睾丸情况。

肝吸虫：灰白色、半透明，似葵花籽仁外形，口、腹吸盘大小相近，腹吸盘位于体前1/5处，两分支肠管终于后部盲端。有前后排列的分支状睾丸及管状子宫。

姜片虫：虫体肥厚形似姜片，灰白色，为大型吸虫。漏斗状腹吸盘约为口吸盘的4倍～5倍。一对呈珊瑚状的睾丸前后排列于虫体后半部。

肺吸虫：背隆腹平似半粒黄豆，灰白色，腹吸盘位虫体近中央部，两分支状睾丸左右并列于虫体后半部。

日本血吸虫：雌雄异体，呈圆柱状，外观似线虫，深褐色。雄虫较大具抱雌沟，雌、雄虫常呈抱和状态。口、腹吸盘位于虫体前端。

3. 猪肉绦虫、牛带绦虫成虫大体标本观察其形状、颜色、大小、节片数目、各类节片及头节、颈部特征。

成虫自然标本：肉眼观察，虫体乳白色，扁平如带状、分节。

两种带绦虫头节标本：低倍镜观察，头节上吸盘、顶突、小钩等情况。

妊娠节片压片标本：低倍镜观察子宫侧支数目。

4. 显微镜观察线虫纲、吸虫纲、绦虫纲虫卵涂片标本。包括线虫纲的蛔虫卵、钩虫卵、蛲虫卵、鞭虫卵，吸虫纲的肝吸虫卵、姜片虫卵、肺吸虫卵、日本血吸虫卵和绦虫纲的带绦虫卵。观察各种虫卵的外形、颜色、大小、卵壳及卵内构造，带绦虫卵还要注意胚膜、卵内六钩蚴。

（二）吸虫中间宿主、感染阶段的标本示教

肝吸虫：第一中间宿主为豆螺、沼螺和涵螺，第二中间宿主为淡水鱼、虾，感染阶段为囊蚴。

姜片虫：中间宿主扁卷螺，水生植物菱角、荸荠、茭白等，感染阶段囊蚴的形态。

肺吸虫：第一中间宿主为川卷螺，第二中间宿主为溪蟹、蝲蛄，感染阶段囊蚴的形态。

日本血吸虫：钉螺为唯一中间宿主，感染阶段为尾蚴。尾蚴尾部分叉是重要特征。

（三）粪便直接涂片法检查虫卵（操作）

取洁净载玻片一张，在玻片中央滴加1滴～2滴生理盐水，用竹签挑取绿豆大小新鲜粪便于生理盐水中涂匀，面积2cm×3cm，厚度以透过粪膜刚可辨认纸上字迹，用低倍镜检查，必要时可换用高倍镜。注意镜台要平放，不可倾斜。

（四）粪便饱和盐水漂浮法检查虫卵

1. 用竹签挑取黄豆大小的粪块，置于盛有少量饱和盐水的漂浮瓶中（或青霉素小瓶），充分搅匀挑去粗渣，再加饱和盐水至瓶口，再改用滴管小心滴加，使液面稍高于瓶口但不外溢为止。

2. 在漂浮瓶口覆以载玻片，静置15min后向上垂直平提载玻片，并快速翻转，覆以盖玻片，置镜下检查虫卵并记录观察结果。

〔实验记录〕

（一）绘出下列虫卵的镜下形态

受精蛔虫卵　　未受精蛔虫卵　　钩虫卵　　蛲虫卵

鞭虫卵　　肝吸虫卵　　姜片虫卵　　肺吸虫卵

日本血吸虫卵　　带绦虫卵

(二)根据实验示教所见填空写出血吸虫生活史

血吸虫卵随________排出体外，在________孵出毛蚴，毛蚴在________宿主钉螺体内发育成尾蚴自螺体逸入________。尾蚴接触终宿主人体时由________感染人体。随________至肺脏，再通过________到________发育为成虫。雌虫在肠系膜静脉末梢中产卵，虫卵分布在________及________。

(三)粪便虫卵检查结果

自带粪便虫卵检查结果

	蛔虫卵	钩虫卵	鞭虫卵	其他
直接涂片法				
饱和盐水漂浮法				

〔分析与思考〕

(一)通过实验观察，你能找出线虫卵之间的最主要区别点吗？

(二)你能找出线虫纲各虫种、吸虫纲各虫种及带绦虫各虫种的主要差异吗？

(三)猪带绦虫与牛带绦虫头节和妊娠节片的形态和结构有何区别？

(四)通过实验结果，比较直接涂片法和饱和盐水漂浮法的优缺点。

实验十一　医学原虫及医学节肢动物

〔实验内容及要求〕

(一)痢疾阿米巴(滋养体、包囊)、阴道滴虫、疟原虫红细胞内形态示教。画出各原虫形态,并指出最主要的鉴别特征。

(二)蚊和蝇成虫、虫卵、幼虫、蛹标本及蝇头部、足垫标本示教。初步识别蚊、蝇形态,指出与传播疾病有关的结构。

(三)蚤、虱、蜱成虫及恙螨幼虫标本示教。初步识别形态特征,描述各虫种与传播疾病的关系。

〔步骤及方法〕

(一)痢疾阿米巴(滋养体、包囊)、阴道滴虫、疟原虫红细胞内期形态示教

1.高倍镜或油镜观察痢疾阿米巴滋养体和包囊铁苏木素染色标本。观察滋养体形态、伪足、内外质的区分、核的构造和吞噬于内质中的红细胞及包囊的形态、核的数目和构造。

2.高倍镜或油镜观察阴道滴虫瑞氏或姬氏染色标本。观察其形态、核与鞭毛及波动膜。若用新鲜阴道分泌物滴片标本,可在低倍镜下观察虫体运动情况。

3.油镜观察间日疟原虫红细胞内各期形态染色标本(瑞氏或姬氏染色薄片)。注意观察小滋养体、大滋养体、裂殖体、配子体的细胞核和细胞质及疟色素的颜色和分布、被寄生红细胞大小、染色反应及薛氏小点等情况。

(二)蚊和蝇成虫、虫卵、幼虫、蛹标本及蝇头部、足垫标本示教

1.用放大镜或低倍镜观察按蚊、库蚊、伊蚊成虫的针插标本。观察成蚊形态、体色、口器、触角、触须、翅、足及腹部等特征。

2.用放大镜或低倍镜观察蚊卵、幼虫及蛹的一般形态特征。

3.用放大镜观察家蝇和绿蝇成虫、卵、幼虫及蛹的瓶装标本。

4.用低倍镜观察蝇头部及足垫玻片标本。观察头部复眼、触角、口器及蝇足的爪及爪垫和细毛。

(三)蚤、虱、蜱成虫及恙螨幼虫标本示教

1.用放大镜或低倍镜观察蚤、虱、蜱成虫玻片标本。观察其体形、分部、色泽、喙、足及抓握器的形态。

2.用放大镜或低倍镜观察恙螨幼虫玻片标本。观察外形特点、分部及盾板。

〔实验记录〕

(一)绘出下列原虫的镜下形态

痢疾阿米巴大滋养体
(铁苏木素染色)

痢疾阿米巴小滋养体
(铁苏木素染色)

痢疾阿米巴包囊

间日疟原虫小滋养体

间日疟原虫大滋养体

间日疟原虫成熟裂殖体

(二)根据实验观察填空

痢疾阿米巴在生活史上分两个期，即________和________。寄生于组织内的滋养体称________，生活在肠腔中的称________。痢疾阿米巴的感染阶段是________。

(三)根据疟原虫示教填空

四种疟原虫的生活史基本相同。无性生殖在________内进行，________为其中间宿主。有性生殖在________体内进行，________为其终宿主。疟原虫在人体红细胞内有________、________、________和________四个发育阶段。

(四)根据示教观察填空

蚊、蝇为全变态昆虫是因为要经过________、________、________、________四个发育阶段。虱、蜱、恙螨为半变态昆虫是因为要经过________、________、________三个时期或经过________、________、________、________四个发育时期。

蚊是因为有________吸人和动物血而传播疾病的。蝇是由于全身有________，尤其在________和________上有能分泌黏液的________。所以可沾染、携带大量病原体，往往将病原体污染食品，引起消化道传染病。

〔分析与思考〕

(一)痢疾阿米巴大、小滋养体内的物质有何不同？为什么？

(二)观察阴道滴虫，染色标本与滴片标本有何不同？

(三)间日疟原虫红细胞内期的形态如何？你还能描述其他特征吗？

(四)蚊口器、蝇头部和足垫有何特点？三者与传播疾病有何关系？

(河南省洛阳市卫生学校　冷　弘)